Alessandra Merendino

O intestino, o nosso segundo cérebro

Alessandra Merendino

O intestino, o nosso segundo cérebro

Tratamento terapêutico do intestino apenas com água

ScienciaScripts

Imprint
Any brand names and product names mentioned in this book are subject to trademark, brand or patent protection and are trademarks or registered trademarks of their respective holders. The use of brand names, product names, common names, trade names, product descriptions etc. even without a particular marking in this work is in no way to be construed to mean that such names may be regarded as unrestricted in respect of trademark and brand protection legislation and could thus be used by anyone.

Cover image: www.ingimage.com

This book is a translation from the original published under ISBN 978-620-6-72146-8.

Publisher:
Sciencia Scripts
is a trademark of
Dodo Books Indian Ocean Ltd. and OmniScriptum S.R.L publishing group

120 High Road, East Finchley, London, N2 9ED, United Kingdom
Str. Armeneasca 28/1, office 1, Chisinau MD-2012, Republic of Moldova, Europe
Printed at: see last page
ISBN: 978-620-8-13544-7

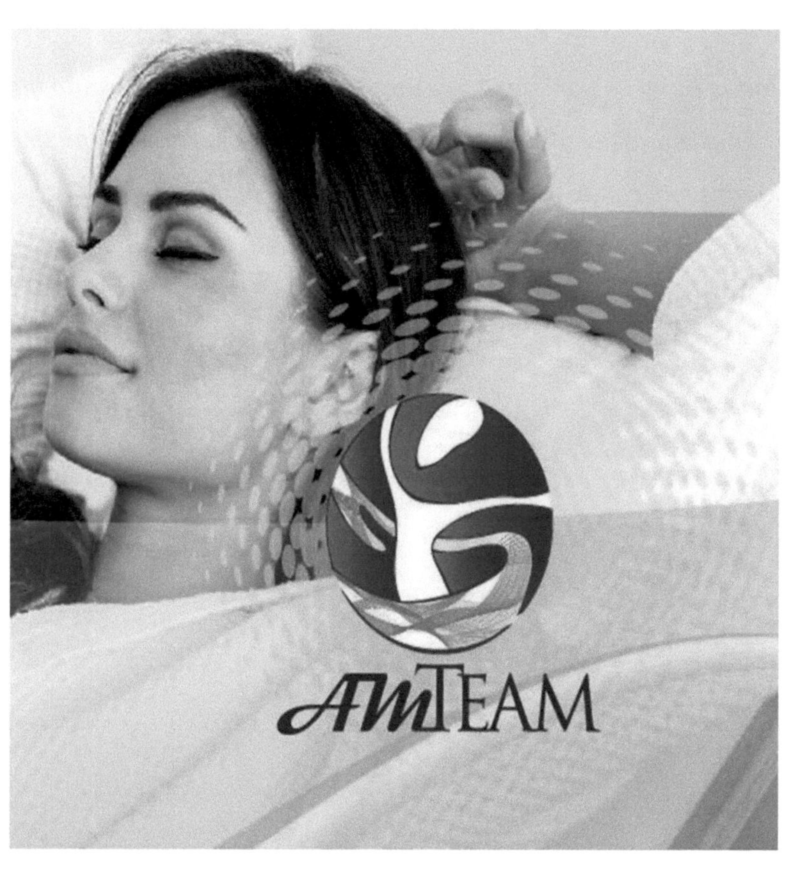
AMTEAM

A todos os meus pacientes que me seguem com tanto carinho há 20 anos e que partilham a minha paixão, que me acompanham na descoberta de novas patologias, raras ou desconhecidas, tornando cada caso único e especial, é isso que enriquece a minha experiência.

Dedico este livro a todos vós.

ÍNDICE DE CONTEÚDOS

A MINHA HISTÓRIA

O meu nome é Alessandra Merendino e tenho vinte anos de experiência no domínio da hidroterapia do cólon.

Devo a minha descoberta da hidroterapia do cólon ao meu pai, Giorgio Merendino, um médico que, há cerca de quarenta anos, durante uma viagem ao estrangeiro, ouviu falar desta terapia e, pensando que poderia utilizar este método nos seus pacientes, decidiu introduzir a hidroterapia do cólon no seu consultório médico em Roma.

Assim, durante o meu primeiro ano na Universidade "La Sapienza" de Roma, iniciei a minha formação neste sector e, a partir daí, decidi seguir os seus passos.

Apercebi-me de que a abordagem do meu pai aos seus doentes era algo de especial, porque ele conseguia transformar uma consulta médica numa conversa amigável e o seu sorriso fazia com que as pessoas com doenças graves se sentissem muito mais à vontade.

Seguindo o seu modelo, ano após ano, aprofundei os meus conhecimentos e aperfeiçoei certos aspectos da terapia, transformando a terapia hidrocolónica de um tratamento médico numa experiência relaxante e agradável.

Em todos os consultórios médicos em que trabalhei, criei um ambiente especial caracterizado por uma atmosfera relaxante com música de fundo e uma casa de banho privativa.

Na primeira vez que um doente me visita, explico-lhe todos os aspectos da hidroterapia do cólon, as eventuais contra-indicações e peço-lhe que preencha um formulário de consentimento informado para concordar com o tratamento.

Estou convencido de que a hidroterapia do cólon é apenas o primeiro passo de uma longa viagem para uma saúde melhor.

Trabalho com muitos especialistas que acreditam na hidroterapia do cólon como um apoio valioso para o seu trabalho. Muitas vezes, ao ouvirem os seus pacientes, decidem encaminhá-los para o meu consultório para desintoxicarem o cólon, considerando que este é um primeiro passo para uma saúde melhor. De facto, muitos medicamentos são mais bem absorvidos pelos pacientes quando o cólon está limpo de resíduos: os resultados dos tratamentos médicos são melhores.

Estas são as condições para criar uma situação favorável e vantajosa para todos: para os pacientes, que são aconselhados pelo seu médico de confiança a iniciar a viagem com esta terapia (para se sentirem realmente melhor num período de tempo relativamente curto) e para mim, que, como terapeuta, tenho a oportunidade de melhorar a minha experiência e recolher informações sobre patologias específicas e como contribuir para encontrar uma solução.

Na minha opinião, a hidroterapia do cólon é apenas o primeiro passo de uma longa viagem para uma saúde melhor.

Trabalho com muitos especialistas que acreditam na hidroterapia do cólon como um apoio valioso para o seu trabalho. Muitas vezes, ao ouvirem os seus pacientes, decidem encaminhá-los para o meu consultório para desintoxicarem o cólon, considerando que este é um primeiro passo para uma saúde melhor. De facto, muitos medicamentos são mais bem absorvidos pelos pacientes quando o cólon está limpo de resíduos: os resultados dos tratamentos médicos são melhores.

Estas são as condições para criar uma situação favorável e vantajosa para todos: para os pacientes, que são aconselhados pelo seu médico de confiança a iniciar a viagem com esta terapia (para se sentirem realmente melhor num período de tempo relativamente curto) e para mim, que, como terapeuta, tenho a oportunidade de melhorar a minha experiência e recolher informações sobre patologias específicas e como contribuir para encontrar uma solução.

Os médicos que têm uma mente aberta e decidem aprender sobre a hidroterapia do cólon têm a oportunidade de obter melhores resultados em menos tempo. De facto, a chave reside na cooperação entre o médico e o terapeuta.

Muitas vezes, os médicos ficam positivamente impressionados com os sentimentos dos seus pacientes após a sessão de hidroterapia do cólon e com a sua felicidade pelo novo estado de bem-estar total.

A maioria dos medicamentos não consegue obter os mesmos resultados num espaço de tempo tão curto e os doentes, por outro lado, estão muitas vezes cansados de ir ao médico apenas para obter uma receita de medicamentos para tratar as suas doenças. Procuram mais do que um simples comprimido, muitas vezes caro e ineficaz, para melhorar efetivamente a sua saúde.

AS MINHAS REFERÊNCIAS

Ao longo da minha carreira profissional, apercebi-me de que muitas pessoas estão orientadas para uma abordagem holística do seu estado de saúde e estão bem conscientes do facto de todos os nossos órgãos estarem profundamente interligados. Alguns autores, como o Dr. Schultze, o Dr. Adamski e o Dr. Giuseppe Carano, vêem o nosso intestino como uma espécie de "segundo cérebro" e defendem a ideia de que está intimamente ligado ao nosso estado de saúde geral.

A ideia simplista de que os nossos órgãos mais importantes são apenas o cérebro e o coração está a mudar: o nosso intestino é realmente a chave para a nossa saúde - 70% do nosso sistema imunitário reside aqui.

A minha experiência profissional é que os pacientes experimentam uma sensação de bem-estar, não só porque estão a eliminar os seus resíduos fecais, mas também porque se sentem bem consigo próprios e, por várias razões, estão bem conscientes de que iniciaram um caminho para melhorar a sua saúde sem medicação e vêem com os seus próprios olhos o que estava nos seus intestinos.

HIDROCOLONOTERAPIA PROFUNDA INTEGRADA

Naturalmente, penso que a hidroterapia do cólon deve ser considerada apenas como um primeiro passo. Cada vez mais pacientes estão conscientes de que a saúde está intimamente ligada à alimentação e que é importante limpar o cólon, mas também é essencial eliminar todos os hábitos alimentares incorrectos que causam uma digestão ineficaz.

Muitos dos pacientes que trato todos os dias não sabem que o processo de digestão começa dentro da boca. Muitas vezes têm muito pouco tempo para dedicar às suas refeições, pois têm de regressar ao trabalho, e por isso a fase de mastigação é negligenciada. Geralmente, introduzem na boca alimentos industrialmente processados, mastigando-os durante um curto período de tempo e depois engolindo-os. Em vez disso, sugiro que mastiguem lentamente os alimentos várias vezes, contando mentalmente pelo menos 30 segundos antes de os engolir. O resultado é uma carga mais leve para o estômago e, claro, para o intestino. É uma sugestão simples mas eficaz.

Outro aspeto importante é a prevenção. Em Itália, o Ministério da Saúde e muitos médicos gastam muito dinheiro a incentivar a prevenção; para um efeito terapêutico ainda mais eficaz, a utilização da hidroterapia do cólon deve ser recomendada a todos os pacientes com factores de risco específicos. De facto, uma boa alimentação e uma limpeza do cólon são os melhores meios para manter a saúde do cólon e reduzir o risco de cancro. É por isso que trabalho com tantos médicos.

Quando um paciente é aconselhado pelo seu médico a fazer hidroterapia do cólon como medida preventiva, é mais fácil para mim explicar todos os aspectos da terapia e assegurar que o paciente simplesmente volta para manter o cólon limpo durante todo o ano. A combinação de uma boa alimentação com a hidroterapia do cólon pode garantir excelentes resultados.

EMPATIA MÉDICO-PACIENTE-TERAPEUTA

Gostaria agora de falar sobre um aspeto importante: a empatia. Muitas vezes, as pessoas recusam-se a falar de problemas relacionados com os seus intestinos ou fezes, ignorando os problemas relacionados com a defecação ou a digestão, e o seu pudor afasta-as de uma prática que começa necessariamente pelo reto.

Para os homens em particular, a introdução de uma luz no ânus tem um impacto no seu orgulho masculino.

O mais importante é tranquilizar o doente, fazendo-o compreender que, de facto, a única coisa utilizada para a limpeza intestinal é água purificada à temperatura do corpo.

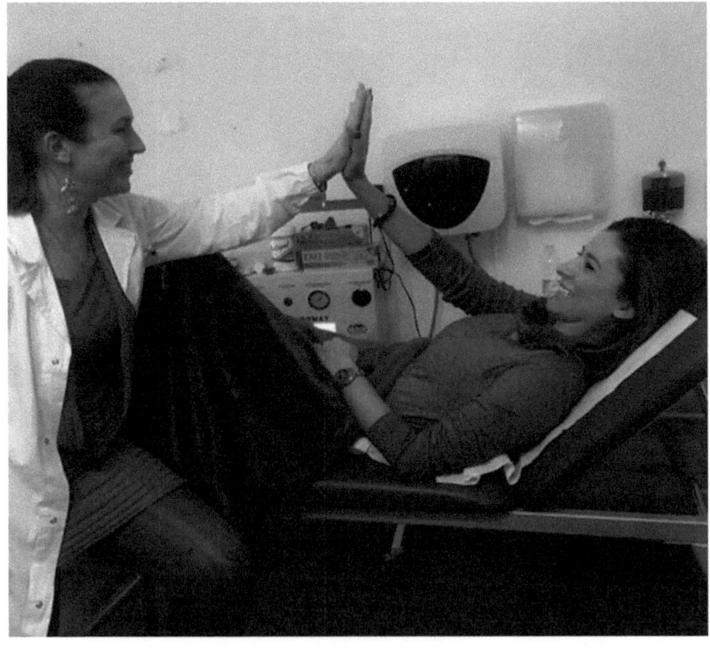

A HIDROCOLONOTERAPIA COMO PSICOTERAPIA

Os problemas internos ocultos e não tratados manifestam-se sob a forma de rigidez dos tecidos, incluindo os intestinos. Com a hidroterapia do cólon, conseguimos dissolver estes endurecimentos, de modo a que o problema psicossomático desapareça. Nós, terapeutas, apenas servimos de intermediários entre aquilo de que o paciente se queixa, ou seja, o seu verdadeiro mal-estar interior, que provém do seu estado de espírito sofredor, da emotividade que contém e o que tudo isto gera na sua desordem física, mental e psicológica.

O ligeiro desconforto que o paciente pode sentir no início é mais do que compensado pela sensação de bem-estar que irá sentir no final da terapia. Do meu ponto de vista, empatia significa estar do lado do paciente, compreender como ele realmente se sente e como o bem-estar do corpo como um todo é importante para ele.

Vejo frequentemente mulheres de todas as idades com inflamações incómodas: candida, cistite recorrente, dores fortes no trato genital que dificultam as relações sexuais. Para estas jovens mulheres, é essencial dar-lhes a oportunidade de combinar a terapia recomendada pelos seus ginecologistas, talvez baseada em produtos naturais, com sessões de hidrocolonoterapia que podem restaurar o equilíbrio correto da flora bacteriana.

Compreenderão que a recuperação da sua doença demorará mais tempo do que com a abordagem farmacológica, mas que o restabelecimento do equilíbrio do seu organismo implicará também recaídas menos frequentes.

Um problema semelhante é enfrentado por todos aqueles que sofrem de obstipação crónica, incluindo, infelizmente, as crianças. Uma das abordagens mais utilizadas pelos médicos é a administração de laxantes, o que tem o efeito de os aprisionar num círculo vicioso: acabam por se tornar dependentes deste tipo de medicação e os seus intestinos tornam-se cada vez mais preguiçosos. Começam a acreditar que a única forma de desempenharem normalmente as suas funções fisiológicas é tomar purgantes, ignorando completamente a ingestão de fibras e a atividade física como as soluções mais lógicas e naturais.

Por vezes, para este tipo de patologia, é mais fácil prescrever um medicamento do que resolver a situação de forma mais eficaz, mesmo que, na realidade, muitas vezes tudo se deva ao estilo de vida do doente.

É claro que a hidroterapia do cólon pode ajudar a melhorar os seus problemas de obstipação, mas o melhor conselho é mudar o tipo de dieta e de atividade física, especialmente para as crianças que tendem a comer apenas alimentos produzidos industrialmente e passam a maior parte do tempo em frente ao computador ou à televisão.

Nestes casos, o melhor a fazer é falar abertamente com os pais, que muitas vezes têm um comportamento semelhante na vida quotidiana. Estes adolescentes podem também necessitar de apoio psicológico.

A ideia é que eles são (de facto) o que comem.

Para isso, é útil procurar o conselho e a colaboração de psicólogos infantis, que estão muito familiarizados com os problemas e são capazes de ajudar as pessoas a compreender a forma correta de mudar o seu estilo de vida.

De facto, não faz sentido limpar os intestinos de uma pessoa que, após as primeiras sessões, continua a viver da mesma forma, mastigando rapidamente e com pouca ou nenhuma atividade física.

Para estarmos realmente do lado do doente, temos de tentar compreender porque é que ele faz o que faz durante o dia e o que o impede de ter um estilo de vida mais saudável. A verdadeira prevenção consiste em evitar, dia após dia, os comportamentos que aumentam os factores de risco para as doenças mais graves. Por outras palavras, a prevenção não se resume a um diagnóstico precoce, mas sim a ensinar os doentes a adotar comportamentos que contribuam para uma melhor saúde.

RIFICAÇÃO NATURAL DO CORPO

Hidrocolonoterapia integrada com massagem visceral, libertação lombar e inserção de probióticos e produtos naturais, reflexologia podal e palmar

A hidrocodoterapia é um tratamento médico antigo para a purificação natural de todo o organismo, capaz de restabelecer a funcionalidade correta do cólon. Verdadeira terapia desintoxicante, consiste numa limpeza intestinal com um pequeno jato de água quente à temperatura do corpo e a baixa pressão. A hidroterapia do cólon elimina completamente os resíduos aderidos e acumulados ao longo dos anos nas paredes intestinais, restabelecendo e reactivando a funcionalidade normal da mucosa do cólon e dos seus processos vitais. Um esvaziamento mais profundo dos resíduos fecais mais duros que estagnaram nos nossos intestinos durante anos.

Ao longo do meu percurso pessoal de crescimento e de vinte anos de formação profissional, depois de ter estudado no estrangeiro e em Itália, apercebi-me de que a maior parte dos operadores de Idro colon efectuam tratamentos de forma demasiado mecânica, sem qualquer diferença entre um paciente e outro, fazem este trabalho para complementar o seu rendimento, sem lhe dedicar qualquer paixão ou amor. Em vez disso, sempre levei cada paciente a peito, ouvindo cada uma das suas histórias, mais do que clínicas, emocionais e internas, apercebi-me de que tinha de fazer mais por cada um deles. Recolhi todos os seus pedidos sobre a forma como este tratamento poderia ser feito num ambiente que considerassem ideal e a única resposta comum era: "Doutor, o senhor que é tão delicado, gentil e profissional, o único capaz de nos pôr à vontade com a sua gentileza, queremos um lugar mais isolado, mais privado para relaxarmos mais". E foi o que eu fiz. Na minha sala dedicada à hidrocolónica, acrescentei cromoterapia, música relaxante, uma massagem visceral integrada, relaxamento lombar, probióticos, chás de ervas purificantes e produtos naturais, reflexologia podal e palmar.

TERAPIA HIDROCOLON MERENDINO :

1. MASSAGEM VISCERAL :

Trata-se de uma manipulação orientada, profunda e específica, que não deve ser confundida com uma simples massagem abdominal, que realizo no abdómen para facilitar o esvaziamento dos resíduos fecais mais duros.

2. INSERÇÃO DE PROBIÓTICOS :

O passo seguinte consiste em introduzir probióticos e chás de ervas naturais, através de uma garrafa especial ligada à máquina, permitindo a libertação imediata dos resíduos fecais mais difíceis que residem no nosso cólon.

A sua ação direta no cólon não só resulta em benefícios mais rápidos e mais eficazes, mas sobretudo leva à eliminação profunda de bactérias nocivas, fungos e parasitas intestinais.

3. LIBERTAÇÃO LOMBAR :

A desobstrução lombar é um procedimento efectuado nas costas para remover todo o ar e separar a impactação fecal mais difícil na parte superior do cólon.

4. REFLEXOLOGIA PODAL E PALMAR :

A Reflexologia é uma técnica que utiliza a massagem em pontos específicos dos pés, mãos e joelhos para restabelecer o equilíbrio do corpo. Baseia-se na relação entre as terminações nervosas presentes nas zonas reflexas e o ponto onde a dor está presente. A pressão sobre a zona reflexa envia comunicações ao cérebro, estimulando-o a intervir nos problemas encontrados pelo paciente que está a ser tratado. Ao estimular os intestinos dos pés, das mãos e dos joelhos, durante a fase de enchimento de água, o paciente obtém uma maior sensação de relaxamento e, consequentemente, consegue-se um esvaziamento mais rápido do ar e dos resíduos.A Reflexologia tem a importante capacidade de desintoxicar o organismo, libertando-nos das toxinas e dos resíduos que entopem os órgãos internos e alternam as suas funções. Os desequilíbrios do organismo reflectem-se à superfície através de pontos dolorosos e de alterações cutâneas em zonas específicas, como manifestação de inflamações espalhadas por todo o corpo. Assim, se apenas uma parte do corpo começa a funcionar mal, o todo é afetado, causando dores que assinalam o início da doença.

A IMPORTÂNCIA DAS TISANAS NO MÉTODO MERENDINO :

Os chás de ervas desempenham a importante função de eliminar toxinas e purificar o intestino, que é a sede do sistema imunitário.

Para o curso Depurativo e Detox Profundo no Hidrocólon, são utilizados diferentes tipos de plantas:

DANDELION: Os efeitos benéficos do dente-de-leão estão ligados a perturbações digestivas ligeiras, como sensação de saciedade, digestão lenta, perda de apetite e flatulência. Os flavonóides e, em parte, os sais de potássio são responsáveis pelas propriedades diuréticas do dente-de-leão, que estimulam a diurese, favorecendo a eliminação do excesso de líquidos. A sua utilização é, portanto, indicada em casos de inflamação ligeira das vias urinárias, como adjuvante nas afecções urinárias menores.

MALVA: planta com propriedades anti-inflamatórias e emolientes, benéfica para os intestinos, a garganta e a pele. É um excelente remédio natural para as inflamações intestinais, as cólicas e a obstipação ligeira, graças à sua ação calmante e ligeiramente laxante, que amolece as fezes e aumenta a massa fecal, favorecendo a eliminação. A malva é também muito utilizada para as hemorróidas.

FENNEL: além de ser depurativo e digestivo, tem a capacidade de eliminar o inchaço, é rico em antioxidantes, ajuda a reduzir a formação de gases intestinais e previne perturbações como o meteorismo, a flatulência e o inchaço abdominal.

ARTICHAUT: favorece a diurese e a digestão, possui propriedades depurativas, digestivas, antioxidantes, anti-reumáticas e antibacterianas. É muito eficaz na desintoxicação do fígado e dos rins, na regulação dos níveis de açúcar no sangue, no combate aos radicais livres e ao mau colesterol, na promoção da eliminação de toxinas do organismo, na melhoria da circulação, da diurese e da digestão e no combate ao inchaço.

MELISSE: com a sua ação relaxante, é benéfica para todas as patologias que afectam o sistema gastrointestinal. É também altamente terapêutico para insónias, síndrome do intestino irritável, gastrite, náuseas, vómitos, dispepsia biliar, dores de cabeça, tremores, tonturas psicogénicas e taquicardia.

PROCESSOS DE TRATAMENTO DO HIDROCÓLON MERENDINO :

Na primeira consulta, é efectuada uma breve entrevista cognitiva para analisar e identificar os problemas específicos do paciente.

Depois de preencher o formulário de consentimento de dados pessoais e de consentimento de tratamento, o paciente recebe um kit descartável completo, incluindo chinelos, toalha, tampa da sanita, calças e sabonete íntimo pessoal descartável, para realizar o tratamento.

Como é que o tratamento funciona?

O doente é obrigado a sentar-se em decúbito dorsal numa mesa. Através de um tubo de plástico, é permitida a entrada de água a diferentes temperaturas no intestino. Graças a um sistema ligado, a água e o conteúdo intestinal dissolvido são conduzidos através de um tubo de drenagem.

Depois, com uma massagem visceral profunda, o terapeuta trata as zonas problemáticas, facilitando a libertação dos resíduos fecais mais duros, antes de proceder à libertação lombar. A hidroterapia do cólon assim obtida proporciona uma limpeza intensiva, total e mais profunda do intestino grosso do que alguma vez foi possível.

A ação dissolvente da água e a estimulação simultânea quente-fria (tal como sugerido pelo Dr. Giuseppe Carano), graças a um fornecimento adicional de oxigénio na água, fornecem às bactérias úteis uma nutrição. A hidroterapia do cólon não provoca dores nem cãibras e é considerada pelos pacientes como agradável e benéfica.

A aplicação da terapia hidrocolónica

Este tratamento elimina eficazmente as fezes estagnadas e as substâncias putrefactas das paredes intestinais. Este processo de limpeza natural elimina os sintomas que estão direta ou indiretamente relacionados com a disfunção intestinal.

Caracteriza-se por 3 fases:

a) A FASE DE DIAGNÓSTICO: na qual se determinam as condições do sujeito a tratar e as caraterísticas da sua patologia, a fim de estabelecer a abordagem terapêutica correta para o seu problema.

b) A FASE PREPARATÓRIA: em que se procura alterar a consistência do conteúdo intestinal para facilitar o esvaziamento do cólon.

c) A FASE DE LAVAGEM: é o elemento central da terapia e tem por objetivo eliminar toda a matéria fecal do cólon, bem como a flora bacteriana disbiótica e a tosse.

TESTEMUNHOS DE PACIENTES TRATADOS POR MIM PARA AS PRINCIPAIS PATOLOGIAS

A história de Paola :

"Cara Doutora, escrevo-lhe para lhe agradecer. Em apenas alguns dias, ela devolveu-me a minha vida após tantos anos! Trouxe o sol de volta à minha vida e agora já não tenho de ficar a olhar para ele por detrás de uma janela! Passo a explicar. Em 2000, fui internado no hospital com uma pancreatite aguda. Na altura, nem sequer sabia que existia uma pancreatite, nem as consequências dolorosas que acarretava. Desde então, os meus dias e, por conseguinte, a minha vida, caracterizaram-se por náuseas, vómitos e fortes dores na barra diafragmática. Os internamentos hospitalares eram frequentes e cada vez mais frequentes. Quando não estava no hospital, continuava a estar doente. Receitaram-me Plasil para os vómitos e Contramal e Buscopan para as dores. Em 2007, os sintomas eram tão intensos (cheguei a pesar 35 kg!!!) que foi decidido fazer uma cirurgia biliopancreática. A operação não resolveu os sintomas de dor. Para além da Lyrica e do Cymbalta. Em 2008, receitaram-me oxicodona. Nesse mesmo ano, tornei-me diabético. Entretanto, estou a lidar mal com a situação, com consequências tanto na minha vida profissional (tornei-me pouco fiável porque adoecia frequentemente, "fugindo" aos compromissos assumidos) como na minha vida pessoal e nas minhas relações. Estas "cólicas pancreáticas" surgiam de repente, deixando-me inconsciente. Assim, faltei a jantares, concertos, cinema, um dia de praia, amigos, deixei de viajar. Até deixei de pensar nisso! Ir para um sítio onde não fosse possível chegar ao hospital a curto prazo estava fora de questão para mim. Entretanto, em 2014, quando fui internado no hospital com uma hemorragia gástrica, encontrei um k-lung (sim, tenho sorte!). Resumindo doutor, uma vida de merda hahaha como esta palavra se tornou querida para mim! bom dia ... toh ... Eu não faço cocó. Nem o que está lá em baixo. E nem sequer o faço no dia seguinte. Agora, no meio de toda esta confusão de sintomas, tenho uma certeza: faço cocó todas as manhãs !!!! De facto, esta coisa apanha-me desprevenido. Não tenho muita informação sobre o assunto. Pesquiso no Google e encontro tudo!!!! Azeite, óleo de vaselina, aloé vera picado. Tento tudo, exceto... nada! Entretanto, vou ao meu médico e desta vez peço-lhe que me visite, que ponha "as mãos em cima de mim" e que veja as análises hematológicas de rotina, bem, ele mal consegue acabar a consulta por causa das dores que me causa, e pela primeira vez em muitos anos, é proferida a palavra CÓLON, "tem um problema no cólon", e o Movicol sugere-me isso. Em suma, não sai nada! Mesmo com clisteres, só expulso água. Entretanto, já passaram mais de 10 dias. Enquanto estava a navegar, deparo-me com a IDROCOLON THERAPY. Li e, em desespero, marquei a minha primeira consulta. Estava tensa e cansada, exausta! Não sabia o que esperar, e muito menos esperava tudo isto, todo este bem-estar maravilhoso! Acabaram-se as dores e as náuseas... imediatamente! Sim, senti uma sensação de bem-estar desde a primeira sessão e fui melhorando pouco a pouco! As dores de que falava quase desapareceram, acabaram-se as náuseas, até os vómitos diminuíram, recuperei o apetite e a boa disposição! E é tudo natural, é água, apenas água morna, nada mais do que analgésicos! Este ano, depois de tantos anos, pude planear o 1° de maio com os amigos, ao ar livre. Obrigada, Doutor! Visitei muitos hospitais (Milão, Verona, Roma) e muitos profissionais. Em nenhum deles encontrei tanta simplicidade na relação médico-doente. O seu sorriso já é terapêutico. Que mais lhe diria? Não perca a sua humanidade, essa sua caraterística que o torna especial. Tratem-nos como pessoas com as suas próprias histórias, não apenas como um diagnóstico, não apenas como uma patologia para classificar e esquematizar, mas como indivíduos únicos e insubstituíveis. Tenha uma boa vida, Doutor".

A história de Désirée :

"O HIDROCOLON SALVOU A VIDA DA MINHA FILHA

Sou a mãe da Désirée e a experiência da minha filha, e de toda a família, pode ser descrita como um verdadeiro "calvário". A minha filha é ginasta de competição e estas dores de estômago constantes afectaram a sua vida, sobretudo numa fase tão delicada como a adolescência. Tudo começou no ano passado, com uma obstipação teimosa, e ela ficava dias a fio a sentir-se continuamente doente. Levei a minha filha a vários médicos para resolver o problema. O primeiro gastroenterologista que a viu disse-me que podia ser um problema psicológico e receitou-lhe purgantes para tomar todas as noites, oito saquetas num litro de água (uma dose que também faria efeito num cavalo), na sua opinião a menina ficaria desbloqueada. O tratamento devia durar pelo menos um mês e depois reduzir gradualmente a dose. Ao fim de vinte dias, não houve resposta ao medicamento, a minha filha sentiu-se mal e vomitou durante um dia inteiro. Sentia-se inchada, com prisão de ventre e engordou, apesar de comer muito pouco, por vezes com o estômago vazio. A minha preocupação aumentou e procurei um médico que pudesse ajudar a minha filha a resolver este problema. Consultei três outros gastroenterologistas e a resposta era sempre vaga, não sabiam dizer o que a minha filha estava a fazer, receitavam clisteres e purgas que só agravavam o problema. Além disso, duvidavam que a minha filha tivesse feito as purgas e que estivesse mesmo com prisão de ventre. Foi a coisa mais humilhante para a minha filha e também para mim, pois, segundo eles, eu teria perdido dinheiro e tempo a ir ver médicos de renome nesta área para gozar com eles? Um deles disse-me que a Désirée poderia ter uma malformação do cólon, mas que isso só poderia ser compreendido através da realização de uma colonoscopia, que só deveria ser feita depois de esvaziar o cólon, o que era impossível para a minha filha. Além disso, quando fiz alguma pesquisa, descobri que esta malformação, se não for diagnosticada a tempo, pode levar à morte. Fiz uma radiografia direta do abdómen para verificar a presença de matéria fecal e os relatórios mostraram a presença real de impactação fecal na primeira parte do cólon, que está obviamente a bloquear a passagem. Há um ano, já tinha ouvido falar da hidroterapia do cólon, uma lavagem do cólon efectuada com água à temperatura do corpo que limpa o cólon de todos os resíduos que contém, mas porque é que todos os médicos me desaconselham, sem me darem uma solução? Tinha-se tornado um pesadelo, a minha filha estava cada vez pior, por isso, apesar dos conselhos dos médicos em contrário, levei a Désirée ao consultório do Dr. Merendino, um hidrocolonoterapeuta, que me inspirou imediatamente confiança no seu profissionalismo e humanidade. Quando a minha filha iniciou esta terapia, estava tão bloqueada que foram necessárias cinco sessões para se sentir melhor. Já não está inchada, sente-se leve e perdeu peso, e reactivou o peristaltismo que não tinha há muito tempo. O Dr. Merendino tomou a peito a nossa situação e acompanhou-nos pessoalmente à clínica Polimedical de Frosinone, onde está a receber o Dr. Giuseppe Paliani, que, sem fazer qualquer acusação, se apercebeu imediatamente de que Desirèe resiste a qualquer tipo de purga. cólon mais retorcido, chamado dolicocólon, em que as fezes podem parar em determinados locais e formar impactação fecal, que só pode ser expelida com terapia hidrocolónica. Prescreveu uma radiografia em tempo de trânsito, cujos relatórios mostram que, após a terapia, a minha filha está a esvaziar-se regularmente e, se necessário, terá de repetir a hidroterapia do cólon ciclicamente com sessões de manutenção. Agora posso dizer que o pesadelo acabou finalmente, e posso dizê-lo em voz alta. Foi um percurso longo e cansativo, mas finalmente encontrei médicos que, com profissionalismo e sensibilidade, salvaram a vida da minha filha, resolveram o seu problema e devolveram-lhe a vida e o sorriso. Agradeço-lhes sinceramente e aconselho a qualquer pessoa que sofra de obstipação a fazer hidroterapia do cólon antes que o problema se agrave. A minha maior queixa é que se não tivesse experimentado esta terapia antes, teria poupado a minha filha a um ano de sofrimento e evitado gastar dinheiro em consultas e medicamentos. Este remédio é pouco conhecido, não é invasivo e é totalmente natural, é a água que limpa o cólon que pode ajudar a prevenir muitas doenças."

A história de Grazia :

"Há pouco mais de um ano, o meu intestino deixou de funcionar devido à quimioterapia e tentei de tudo, sem sucesso. Hoje tive a minha primeira sessão de hidrocolonoterapia com o Dr. Merendino que, para além de ser um excelente profissional, me devolveu a possibilidade de deixar de ter as costas dobradas por causa das dores abdominais. Foi uma experiência minimamente invasiva e muito tranquila. Assim que a sessão terminou, senti-me mais leve, com as costas mais direitas e finalmente voltei a respirar mais profundamente. Obrigado Doutor por nos ter posto de novo de pé.

O INTESTINO É O NOSSO SEGUNDO CÉREBRO

A chave do stress, da ansiedade e da tensão está no estômago. De facto, aqui existe um verdadeiro segundo cérebro com funções importantes que se repercutem em todo o corpo, regulando as emoções, as memórias e o prazer.

O intestino funciona de forma autónoma, ajuda a fixar as memórias ligadas às emoções e desempenha um papel fundamental na sinalização da alegria e da dor. Em suma, o intestino é a sede de um verdadeiro segundo cérebro. Não é por acaso que as células do intestino produzem 95% da serotonina, o neurotransmissor do bem-estar. O intestino liberta serotonina em resposta a estímulos externos, como a comida, mas também a sons ou cores e a estímulos internos: emoções e hábitos. Mas o inverso também é verdadeiro: os distúrbios alimentares e intestinais estão ligados a alterações de humor. Em suma, no estômago existe um cérebro que assimila e digere não só os alimentos, mas também as informações e as emoções do mundo exterior.

Qual é a relação entre o sistema esquelético e a dor no cólon?

O sistema músculo-esquelético é constituído por todos os ossos, articulações e músculos, cuja ação sustenta o corpo e permite os seus movimentos, enquanto o cólon é o local natural de reprodução das bactérias, cujo objetivo é neutralizar, evitar e prevenir o desenvolvimento de um estado tóxico no cólon.

Prisão de ventre persistente

As pessoas que sofrem de obstipação teimosa podem sentir a necessidade de evacuar mesmo de 10 em 10 ou de 12 em 12 dias, pelo que é intuitivo que a obstipação teimosa é uma condição extremamente perigosa, uma vez que está muito próxima do bloqueio intestinal. De facto, as pessoas que sofrem de obstipação teimosa têm sintomas bastante claros, caracterizados por inchaço intestinal grave, meteorismo, incontinência fecal, fissuras e hemorróidas.

A obstrução intestinal indica a presença de uma obstrução total ou parcial no lúmen intestinal, uma obstrução de tal magnitude que impede ou dificulta o trânsito normal dos produtos digestivos. Um bloqueio intestinal ocorre, portanto, quando existe um elemento obstrutivo no interior do intestino que impede ou retarda o trânsito dos alimentos.

Quando é particularmente grave, a obstrução intestinal representa uma emergência médica que requer uma intervenção com tratamento adequado o mais rapidamente possível. Consoante a causa, a obstrução intestinal pode ser mecânica ou não mecânica.

Por obstrução intestinal mecânica, entendemos um impedimento físico no interior do intestino; por obstrução intestinal não mecânica, entendemos um impedimento à passagem dos alimentos digeridos devido à perda de coordenação entre o intestino delgado e o intestino grosso (coordenação essa que é fundamental para um peristaltismo correto).

Passando ao intestino grosso (cólon, sigma e reto), as possíveis causas de obstrução intestinal mecânica são :

□ Prisão de ventre grave impactação fecal (coprostase, em medicina, o termo impactação fecal designa uma massa de matéria fecal de consistência dura e seca, cuja evacuação é muito complexa, se não impossível, devido à formação de aderências no intestino grosso;

□ Cancro do ovário;

□ Cancro do cólon descendente e do reto;

□ Doenças inflamatórias do intestino, como a doença de Crohn;

□ Estenose (ou seja, estreitamento) do cólon, resultante de cicatrizes ou de condições inflamatórias.

HIDROTERAPIA DO CÓLON E CRIANÇAS

A minha abordagem aos doentes jovens começou há dois anos, após um telefonema às 21h30 do Prof. Denis Cozzi, Diretor da Cirurgia Pediátrica da UOC no Policlinico Umberto I em Roma. Denis Cozzi, Diretor da UOC de Cirurgia Pediátrica no Policlínico Umberto I em Roma, que me pediu para realizar uma hidroterapia de emergência no seu doente hemofílico de 5 anos, Matteo, que sofria de obstipação persistente há 15 dias. No dia seguinte, os pais de Matteo levaram-no ao meu estúdio; a criança entrou a chorar com fortes dores abdominais.

Começámos o tratamento, e só após os primeiros 10 minutos é que começaram a aparecer impactos fecais muito duros, e Matteo começou imediatamente a sentir alívio e, com os seus grandes olhos espantados, olhou para a mãe com um sorriso feliz, dizendo: "é lindo, lindo, sinto-me leve". Após a primeira sessão, nos dias que se seguiram, a criança ficou livre e voltou ao normal.

Mais tarde, novamente através do Prof. Cozzi, chegou ao consultório a Giorgia, cuja mãe fez questão de descrever em pormenor a experiência da filha com o Idrocolon:

"O meu nome é Bárbara e gostaria de partilhar a minha história pessoal sobre o problema de obstipação da minha filha, que consegui resolver graças à hidroterapia do cólon.

A minha filha Geórgia, de apenas 5 anos de idade, sempre teve problemas de obstipação desde que tirou a fralda e, como mãe, pensei inicialmente que se tratava de um problema psicológico e que a insegurança da criança estava relacionada com isso, como acontece frequentemente com outras crianças. A situação foi-se sempre agravando e, como mãe, fiz o que me pareceu mais adequado, aconselhando-me também com o pediatra. Ajudava-o psicologicamente com a nossa companhia na casa de banho ou até com supositórios ou bombas de glicerina. A situação agravou-se, tornando-se uma obstipação crónica. Há alguns meses, um episódio muito premente diz respeito a Giorgia: apesar destas ajudas, a jovem não conseguiu evacuar e assim sucessivamente durante dez dias, porque tinha medo de ir à casa de banho. Tudo isto se conjugava com stress psicológico e dor para a criança, mas também para nós, adultos, que sofríamos ao ver a criança naquelas condições. Levei a Giorgia ao hospital, tratei-a com saquetas e, graças a isso, a menina teve alta. Obviamente, como mãe, fiquei aliviada e tranquila porque pensei que tinha resolvido a situação, mas passadas mais algumas semanas a criança continuava a não conseguir evacuar e, pensando que a estava a ajudar, voltei a dar-lhe as saquetas. Desta vez, a criança não evacuou e, infelizmente, a situação durou cerca de vinte dias entre idas ao hospital, sofrimento para a criança (estava inchada, não comia, andava curvada com dores, não sabíamos como ajudá-la, mesmo depois dos conselhos de um médico diretor de um conhecido hospital romano, Mas eu tinha perdido a confiança e estava também desmoralizada, porque já tinha estado várias vezes no hospital e nenhum médico tinha conseguido resolver o problema da minha filha, por isso, dada a urgência da situação, não dei importância a essa pessoa que me tinha sido indicada.Os dias foram passando e a menina não saía, apesar das saquetas de glicerina e das pipetas, e disseram-me que não era possível atuar mecanicamente sobre as fezes compactas que se tinham formado. Um dia, estava numa sala à espera de uma consulta com um especialista e, ao falar deste problema, recomendaram-me de novo este médico-chefe acima mencionado. Decidi então contactá-lo porque estava muito desesperado e desmoralizado e pensei em tentar algo novo. Ele pôs-me em contacto com o Dr. A. Merendino, um hidroterapeuta do cólon que trata adultos e crianças com hidroterapia do cólon há muitos anos. Depois de visitar a criança, o Dr. Merendino, tendo encontrado o abdómen da criança muito duro e inchado, recomendou esta terapia para dissolver e remover o pedaço duro de matéria fecal sem dor. Tratando-se de uma criança, a situação era muito delicada, pelo que este método poderia ser o mais adequado. De facto, graças à suavidade e delicadeza da Dra. Alessandra Merendino, a menina sentiu imediatamente uma sensação de alívio após a primeira fase de esvaziamento e, com um belo sorriso, começou a sentir a barriga a desinchar mais e, finalmente, o pedaço de matéria fecal saiu. Não estou aqui para explicar a teoria do método, como fará a própria Dra. Merendino, mas posso testemunhar que, graças a esta ação mecânica indolor, a minha filha libertou-se e, mesmo nos dias seguintes, conseguiu evacuar e, apesar de terem passado algumas semanas, está bem. Aconselho toda a gente, e especialmente as mães, a não subestimarem este método e a procurarem a ajuda deste médico assim que este problema surgir nos seus filhos."

OBSTRUÇÃO INTESTINAL EM CRIANÇAS :

Trata-se de uma síndrome complexa caracterizada pela cessação do trânsito intestinal das fezes e dos gases. Pode ser "Funcional", para parar a mobilidade intestinal, ou "Mecânica", como um obstáculo ao trânsito intestinal.

QUAIS SÃO AS FORMAS MAIS COMUNS?

As formas mais comuns de obstrução intestinal nas crianças são mecânicas.

As formas mais comuns são representadas por :

- Intussusceção intestinal em crianças dos 4 aos 12 meses de idade;
- Hérnia estrangulada em doentes até aos 3-4 anos de idade;
- Vólvulo intestinal no divertículo de Meckel em crianças dos 4 aos 12 anos de idade;
- Oclusão devido a flange de adesão em doentes que já foram submetidos a cirurgia abdominal (por exemplo, em resultado de peritonite).

PERTURBAÇÃO DE DÉFICE DE ATENÇÃO E HIPERACTIVIDADE OU ADHD

Principais caraterísticas do problema

A Perturbação de Hiperatividade e Défice de Atenção, ou PHDA, é uma perturbação do desenvolvimento do autocontrolo. Inclui dificuldades de atenção e concentração, de controlo dos impulsos e dos níveis de atividade. Estes problemas resultam essencialmente da incapacidade da criança para regular o seu comportamento em função da passagem do tempo, dos objectivos a atingir e das exigências do meio ambiente. É de salientar que a PHDA não é uma fase normal de crescimento que todas as crianças têm de ultrapassar, nem é o resultado de uma disciplina educativa ineficaz e muito menos um problema causado pela "malandrice" da criança.

A PHDA é um problema real, para o indivíduo, para a família e para a escola, e constitui frequentemente um obstáculo à realização de objectivos pessoais. É um problema que gera desconforto e stress para os pais e professores, que não estão preparados para gerir o comportamento da criança. Os pais estão, sem dúvida, habituados a ver como os outros reagem ao comportamento da criança hiperactiva: no início, os estranhos tendem a ignorar o comportamento agitado, as interrupções frequentes durante o discurso dos adultos e a violação das regras sociais comuns. Perante as repetidas manifestações de falta de controlo sobre o comportamento da criança, tentam eles próprios pôr cobro à "exuberância" excessiva e, não o conseguindo, concluem que a criança é intencionalmente mal-educada e destrutiva. Talvez os pais também estejam habituados a conclusões de estranhos, como: "Os problemas desta criança devem-se à forma como foi educada; devia haver mais disciplina, mais limites e até uns bons castigos. Os pais são incapazes, negligentes, excessivamente tolerantes e permissivos, e esta criança é o resultado da sua ineficácia". Ao lerem estas linhas, os pais perceberão que, se por um lado se torna necessário fazer algo para gerir o comportamento destas crianças, também é verdade, por outro lado, que se torna urgente fazer compreender aos outros adultos qual é a verdadeira natureza do problema da hiperatividade. Todos os que interagem com crianças com PHDA têm de ser capazes de ver e compreender as razões das manifestações comportamentais destas crianças, pondo de lado as explicações absurdas e injustificadas que visam acusar e magoar os pais, já tão preocupados e stressados com a situação.

A primeira coisa que tem de saber é se a criança que tem em mente sofre realmente de Perturbação de Hiperatividade e Défice de Atenção (PHDA) ou se é apenas irrequieta e atordoada. Ninguém, a não ser um especialista (por exemplo, um psicólogo infantil ou um neuropsiquiatra), deve sentir-se no direito de decidir se essa criança tem ou não PHDA.

Abaixo e no sítio Web, encontrará descrições da perturbação para dar aos pais e professores uma definição mais clara do problema, para os ajudar a compreender quais os comportamentos que devem ser reduzidos e quais os que podem ser considerados apenas como um temperamento variável da criança.

TESTEMUNHO DA MÃE CATIA :

"O Danny tem 14 anos, está no auge da adolescência, tem hormonas em alta e um carácter argumentativo, extrovertido e exigente. Sofre de candidíase intestinal devido ao tratamento com antibióticos desde o nascimento até aos 2 anos de idade e, ao mesmo tempo, sofre de intolerâncias alimentares.

Os benefícios da hidroterapia do cólon são inegáveis. Danny está mais calmo, age com mais leveza no seu dia a dia, sorri e gere melhor as suas intolerâncias alimentares.

- Alex, 10 anos, segundo de três irmãos, estudante impetuoso, hiperativo, selvagem, ciumento, desatento.

Precisam de atenção e confirmação constantes para não se sentirem ultrapassadas por uma sociedade que não espera nem tem em conta as necessidades e os tempos reais das crianças.

Pedimos ao Alex para fazer uma sessão de hidroterapia do cólon.

A melhoria verificou-se numa criança mais gentil, a hiperatividade transformou-se em vivacidade, hoje presta menos atenção se há 2 batatas a mais nos pratos dos irmãos e a escola tornou-se um amigo interessante.

Até hoje, Alex efectua uma hidrocolonoterapia preventiva em cada mudança de estação.

- A Nicla tem 8 anos, é uma menina solarenga com um carácter tenaz e caprichos insuportáveis.

Após uma sessão de hidroterapia do cólon, é mais razoável e certamente muito mais controlável.

Para concluir, estou convencido de que a hidrocolonoterapia não só traz bem-estar ao nosso corpo, reorganizando-o e limpando-o de todos os resíduos, mas que o bom funcionamento do nosso corpo tem efeitos positivos no organismo como um todo, como podem ler no meu testemunho."

O QUE DISTINGUE A ABORDAGEM DO MÉTODO MERENDINO

A hidroterapia do cólon é um tratamento muito delicado e, com base na minha experiência pessoal e no meu método de tratamento de pacientes, ao longo dos anos apercebi-me de que, para além da competência técnica e manual, os pacientes sempre tiveram uma relação especial comigo, baseada no facto de eu sempre os ter considerado e tratado como "amigos"; o tratamento nunca se resumiu à realização do exame em si e nada mais, mas sim a uma hora agradável cheia de risos, alegria e bem-estar, primeiro interno e depois externo.

Ver os meus pacientes sorridentes, felizes e satisfeitos saírem do consultório, deixando-me lindas dedicatórias deles, sempre cheias de afeto, estima e gratidão, levou-me a melhorar o ambiente e a torná-lo mais acolhedor e relaxante.

Nesta hora de tratamento, encontram a oportunidade de se desligarem do mundo exterior, de escaparem a todas as suas ansiedades, preocupações e dores interiores, que nunca tiveram a coragem de trazer para fora no dia a dia devido ao medo, ao cansaço e à raiva acumulada.

Encontrar-se frente a frente com alguém que se dedica a 360 graus, que está lá com e para ele para encontrar a solução certa para os seus problemas, e que já após a primeira sessão se sente imediatamente bem, leve, mas acima de tudo livre de todo o peso do desconforto interior, fez com que o meu método de hidroterapia fosse definido pelos pacientes como "o efeito mágico do Merendino".

BIBLIOGRAFIA

Giuseppe Carano, "*Idrocolonterapia,ripulire l'intestino per migliorare la salute*".

Norman Walker, "*La salute dell'intestino il colon*" (*A saúde do intestino e do cólon*).

Rudy Lanza, Elisabetta Rostagno, "*Il Benessere dell'intestino*", curarsi e purificarsi con i metodi naturali.

Miguel Angel Almodovar, "*Intestino, secondondo cervello*", le rivoluzionarie scoperte scientifiche sulla microflora intestinale.

Irina Matveikova, "*L'Intestino, secondo cervello*", uma abordagem olistica para uma boa digestão e um intestino em saúde.

BIOGRAFIA

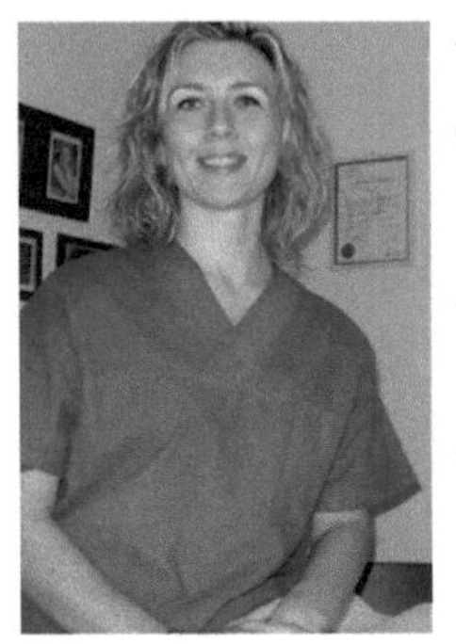

Alessandra Merendino é hidroterapeuta do cólon e membro da Associação Internacional de Hidroterapia do Cólon (I ACT), sendo a líder de uma prática que envolve a esfera psico-emocional estritamente ligada à funcionalidade do nosso "segundo cérebro".

As últimas descobertas científicas demonstram como é estreita a relação mente-corpo, de tal forma que o intestino foi definido como o nosso "segundo cérebro". Cuidar dele está, portanto, a tornar-se uma parte fundamental do nosso bem-estar geral.

Podemos fazê-lo de forma simples, com uma lavagem suave com um jato de água morna que, sem qualquer desconforto, limpa o cólon de forma profunda e eficaz, revitalizando todo o corpo e dando-lhe leveza e grande energia. A adição de probióticos específicos, escolhidos de acordo com as necessidades de cada paciente, recria uma flora intestinal óptima.

Há quase vinte anos que a Dra. Alessandra Merendino trata com sucesso adultos, crianças a partir dos 5 anos e doentes que sofrem de doenças graves como a fibrose quística, a esclerose múltipla e a paraplegia. Também está envolvida nas fases preparatórias de operações no sistema digestivo.

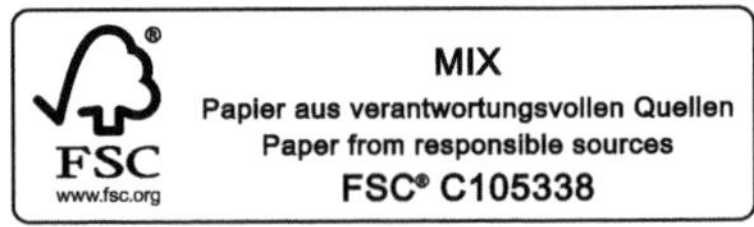

Printed by Books on Demand GmbH, Norderstedt / Germany